Richte dir dein Leben passend ein. Hier ist alles für dich drin. Wir möbeln dich auf – mit den wichtigsten Infos über die größte Geschichte aller Zeiten. In jeder KIRCHEA-Filiale findest du dazu unser komplettes Angebot.

Lies, wie alles begann.

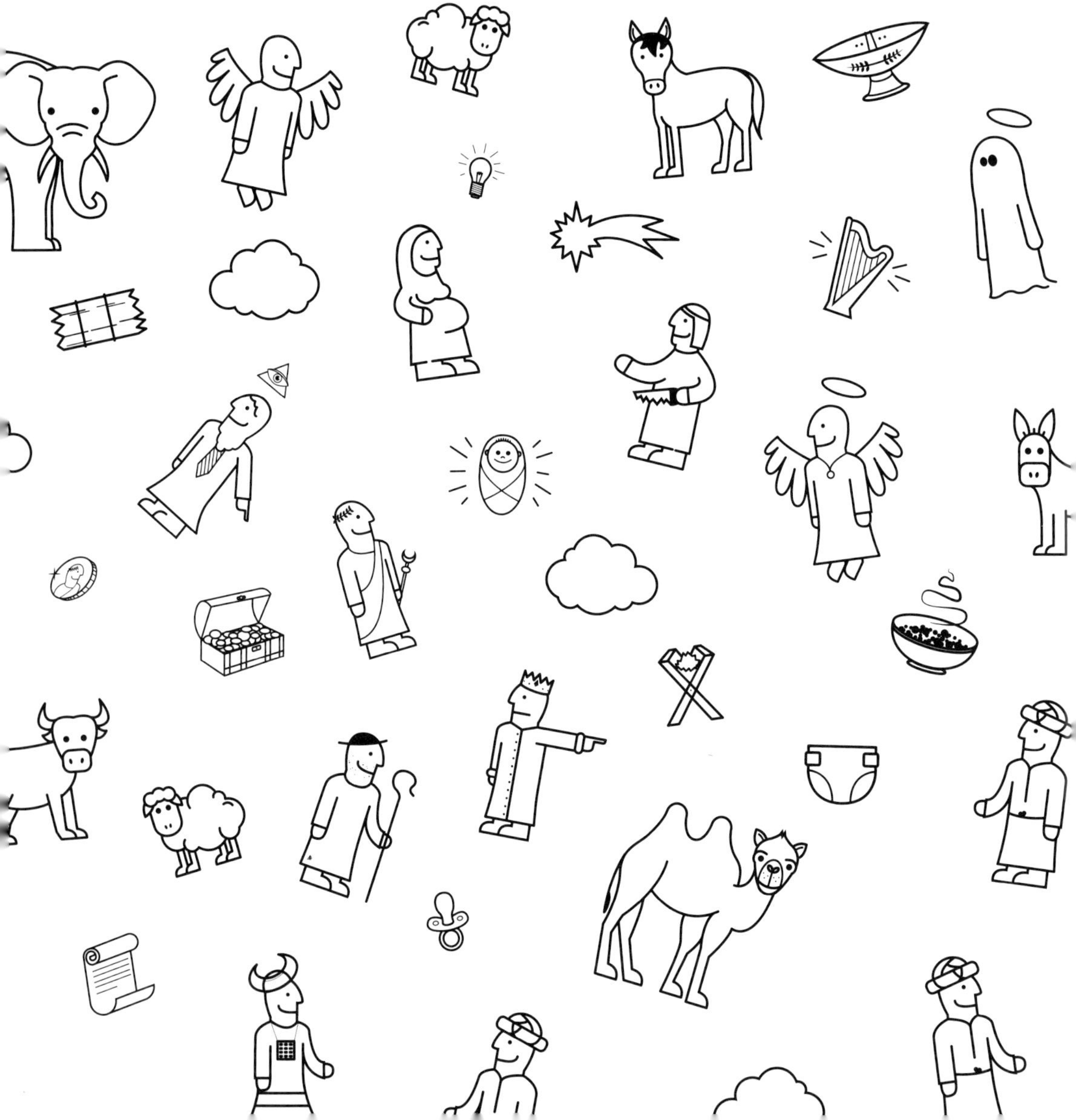

Als ich als Designer die Idee mit GODSON hatte, war mir wichtig, dass das Produkt eine klare Botschaft und einen hohen Wiedererkennungswert hat – und jeder davon profitiert, jetzt und bis in alle Ewigkeit. Das Ergebnis gibt mir Recht. Knapp ein Drittel der Weltbevölkerung hat sich bereits für GODSON entschieden und es werden täglich mehr. So konnten wir mit dem Konzept unter anderem auch international viele Arbeitsplätze schaffen. Darauf bin ich stolz.

DESIGNERGOTT AL. L. MÄCHTIGER

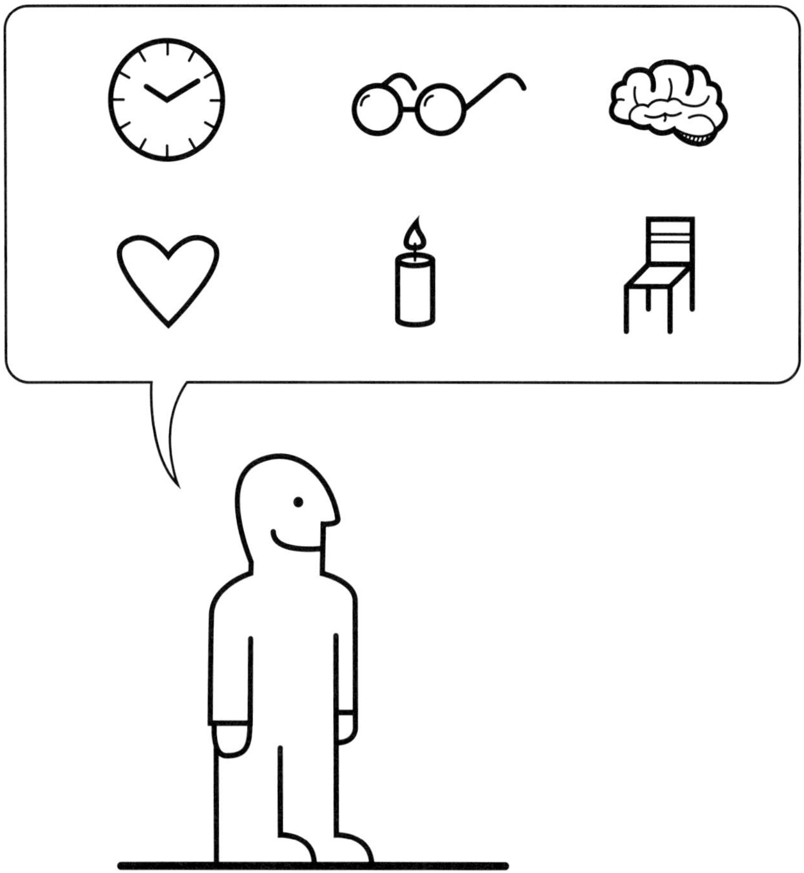

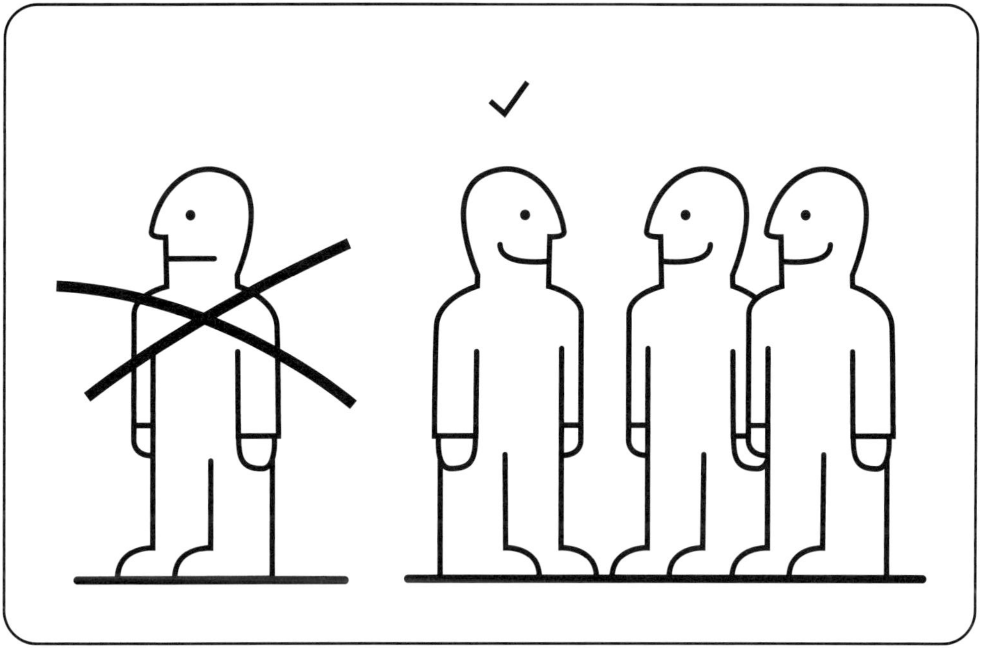

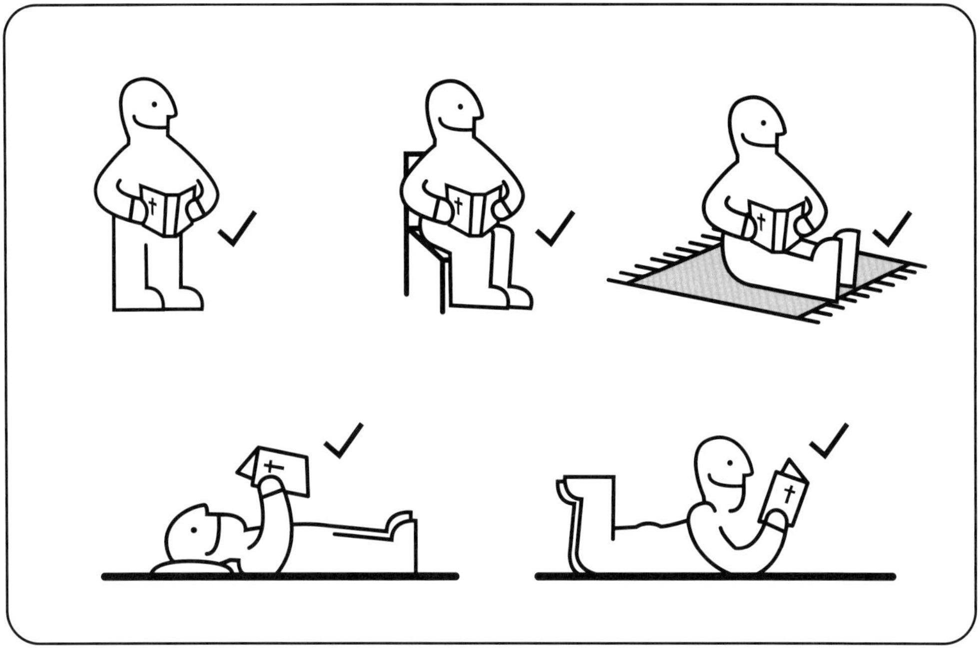

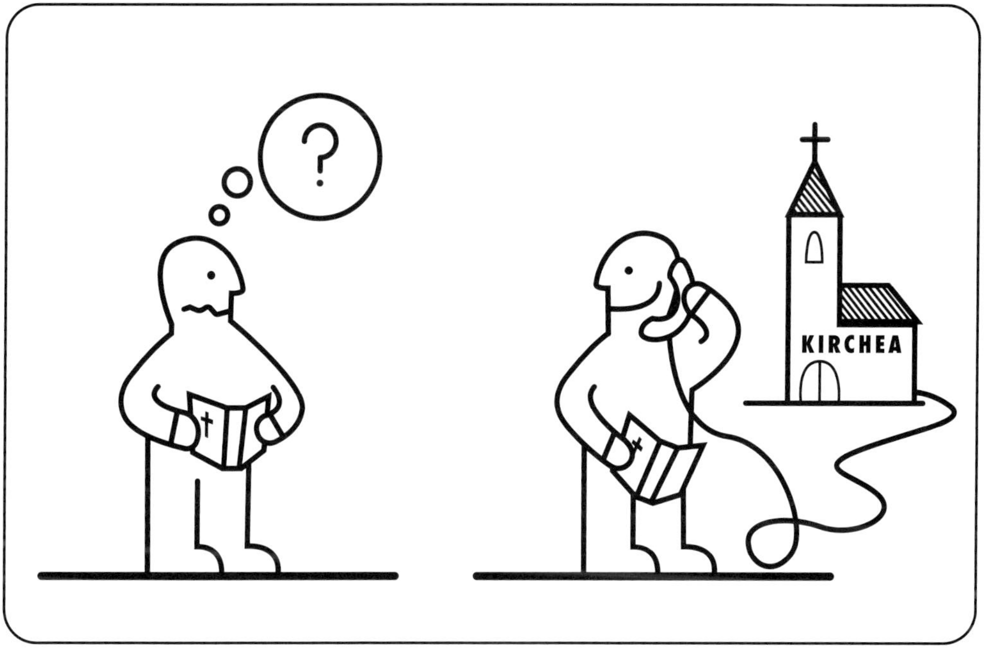
?
KIRCHEA

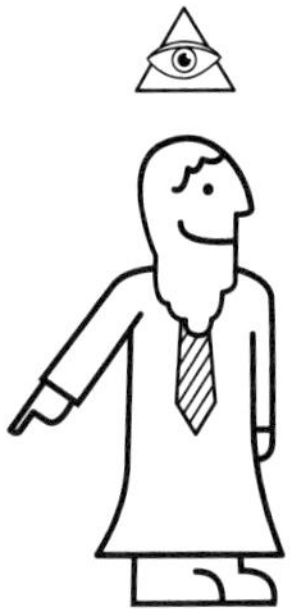

VADDÄ

1x

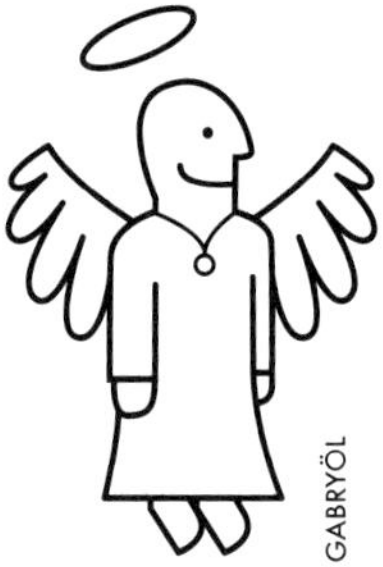

GABRYÖL

1x

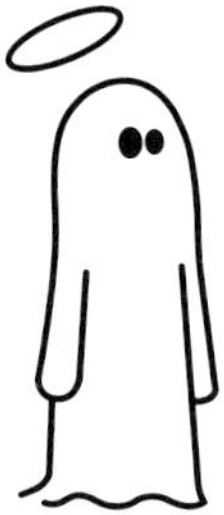

RÅTZFÅTZ

1x

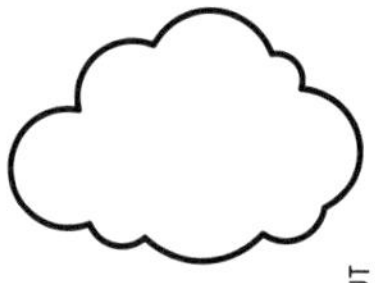

KLAUT

8x

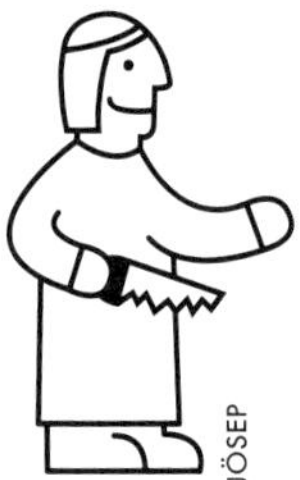

JÖSEP

1x

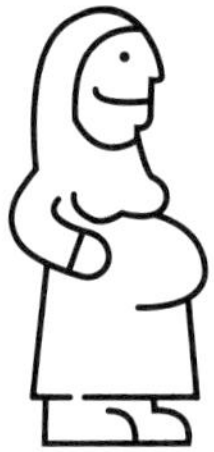

MÅRIÅN

1x

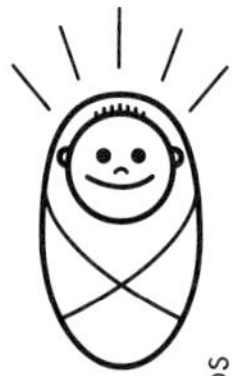

JESSOS

1x

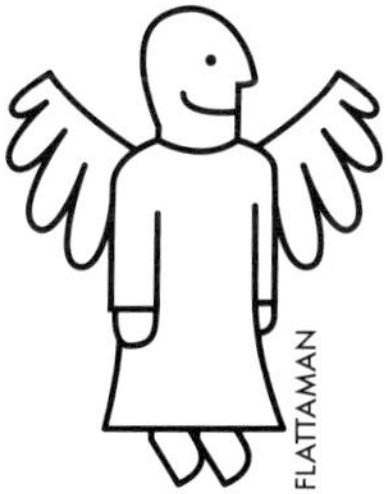

FLATTAMAN

5x

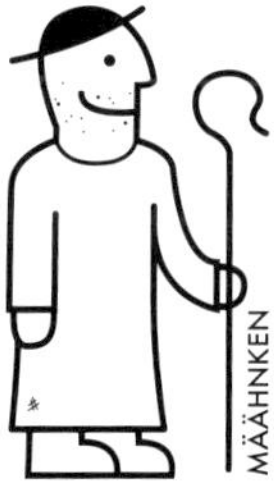

MÄÄHNKEN

3x

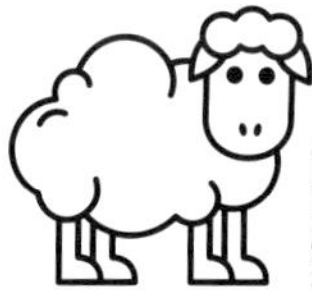

WOLLING

5x

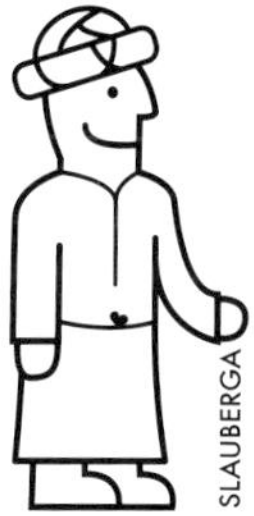

SLAUBERGA

3x

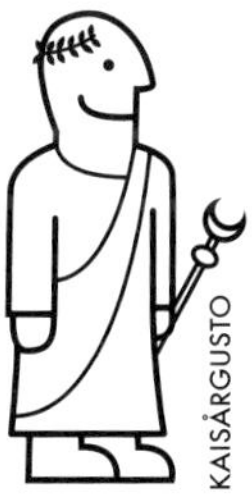

KAISÅRGUSTO

1x

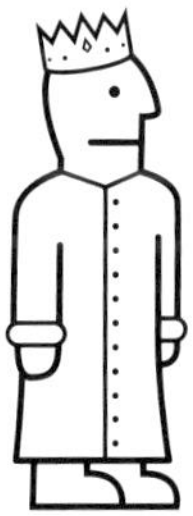

HÄRODES

1x

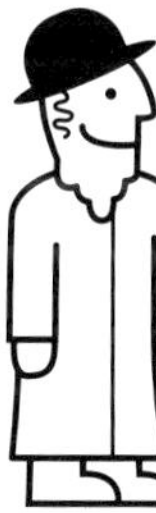

RABBINÅR

1x

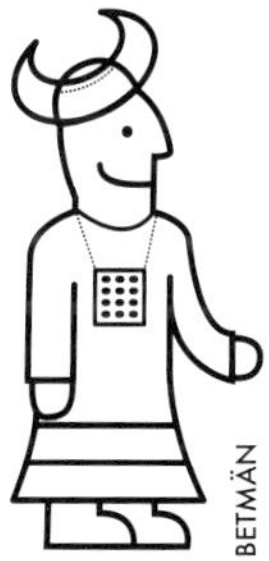

BETMÄN

1x

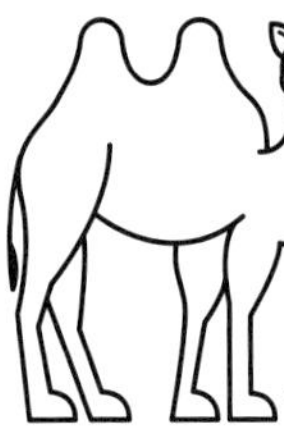

HÖCKAR

1x

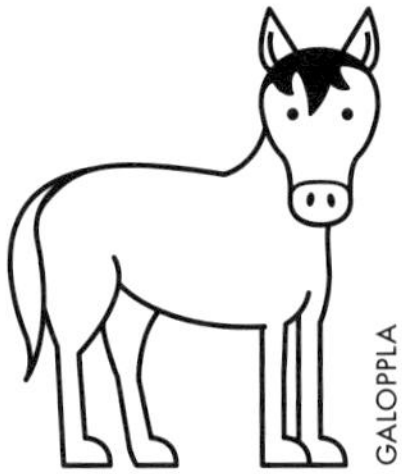

GALOPPLA

1x

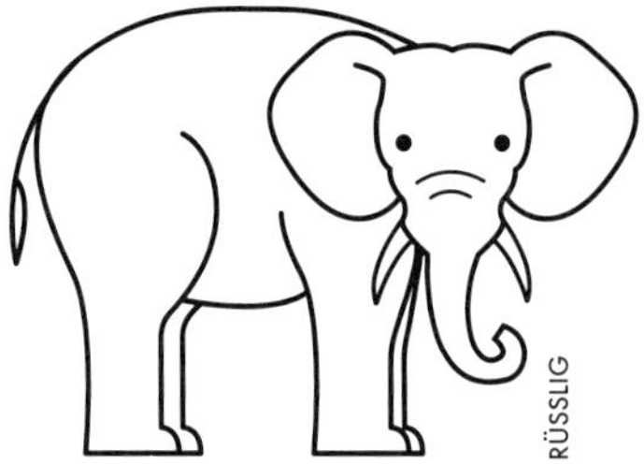

RÜSSLIG

1x

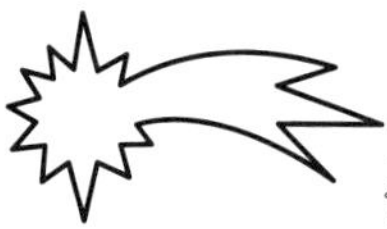

FUNKÅLA

1x

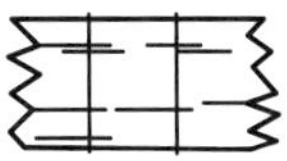

KNISTAKNASTA

4x

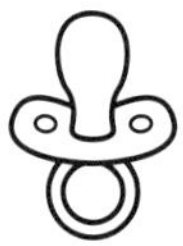

SNULLÄ

1x

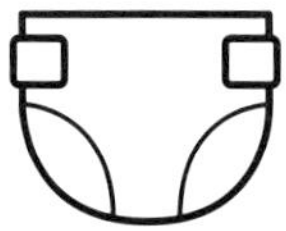

KACKFUL

17x

PAPÜROS

1x

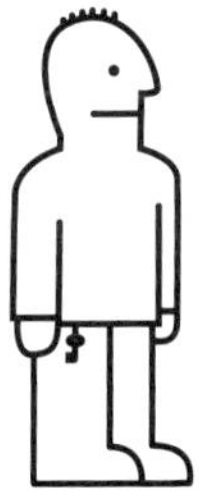

HERR BÖRGE

1x

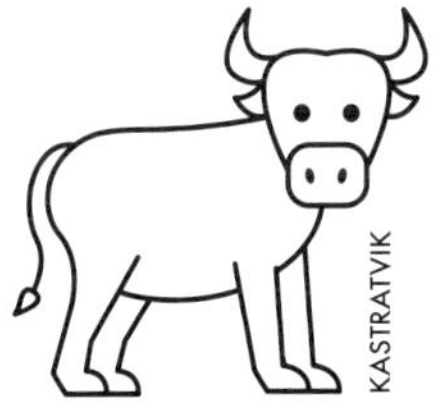

KASTRATVIK

1x

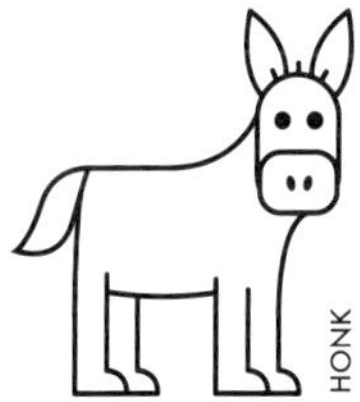

HONK

1x

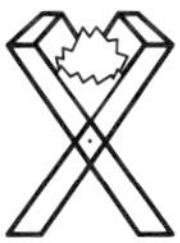

KRIBBALA

1x

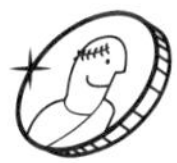

GOLDBULLAR

40x

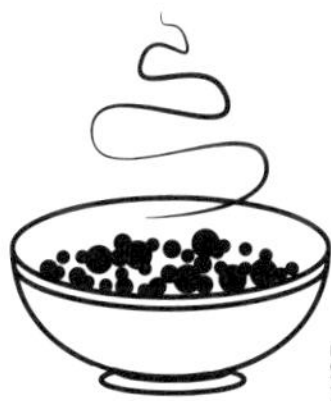

SMOKSE

1x

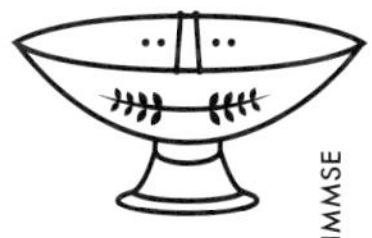

GLIMMSE

1x

Du findest auf den Seiten 58 bis 63 unser Wörterbuch Schwedräisch-Deutsch – dort kannst du alle dir unbekannten Begriffe nachschlagen

Wir befinden uns im Jahr 1 vor Christus – es sind auf den Tag genau neun Monate bis **KRISSMÖSS**

1

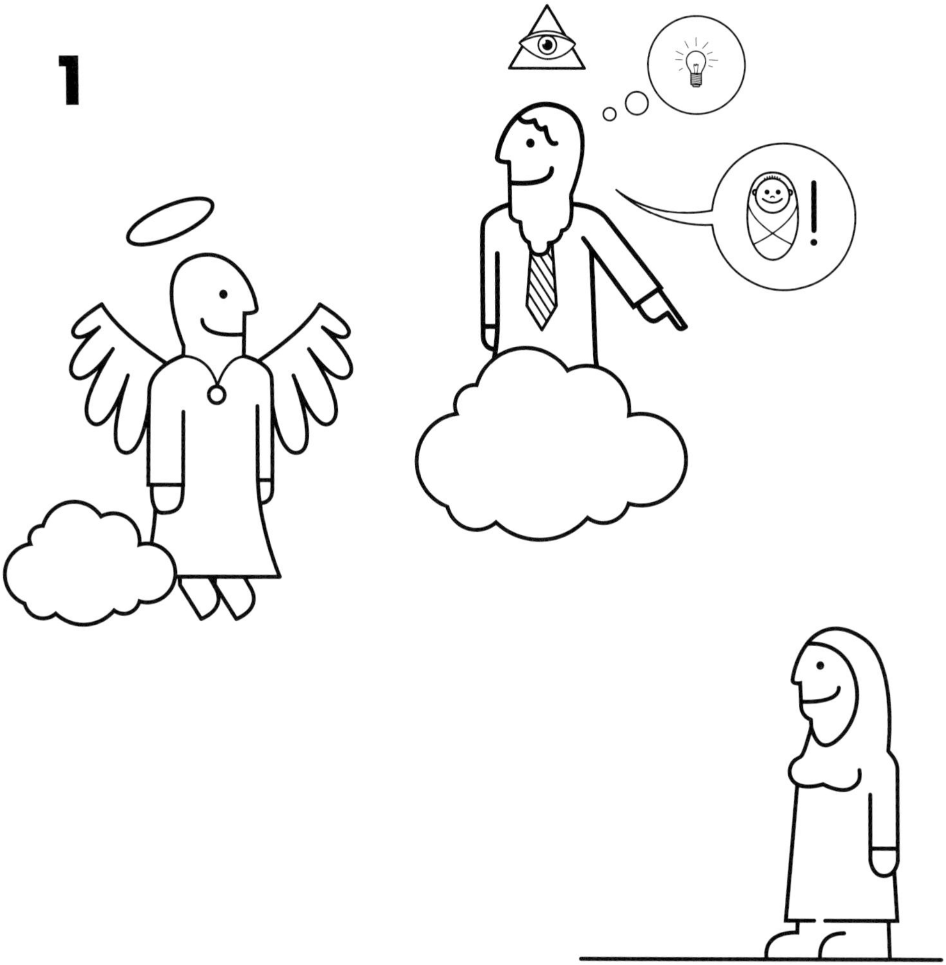

Der Erschaffer der Welt, Gott **VADDÄ** hat mal wieder eine super Idee. Er wünscht sich Nachwuchs – einen Jungen, der sein **VIZÄ** auf Erden ist.

Und so schickt er seinen besten Engel **GABRYÖL** hinab zur auserwählten **MÅRIÅN**, um ihr schonend die unverhoffte **ANDEROMSTÄND** zu verkünden.

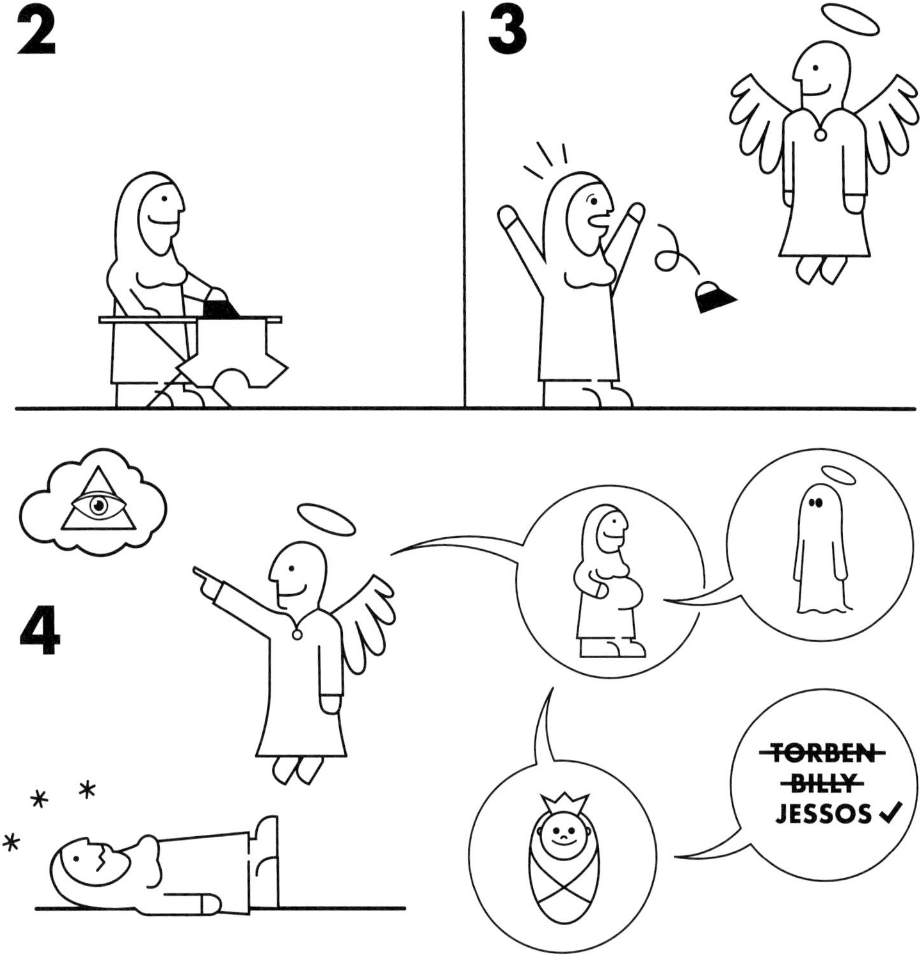
2
3
4
~~TORBEN~~
~~BILLY~~
JESSOS ✓

Vorstandsmitglied **GABRYÖL** gehorcht und fliegt umgehend per **SKYFÅLL** hinab zur besagten und völlig ahnungslosen **ONSCHOLDIK**.

Als sie den himmlischen **FLATTAMAN** sieht, erschrickt sie sehr, fällt auf den neu verlegten Holzboden **KOMA** und hört ihn sagen: „Fürchte dich nicht, du wirst schwanger werden vom Heiligen Geist **RÅTZFÅTZ** und einen Sohn bekommen – er wird **CHÖFF** sein auf Erden und du sollst ihn **JESSOS** nennen!“

5

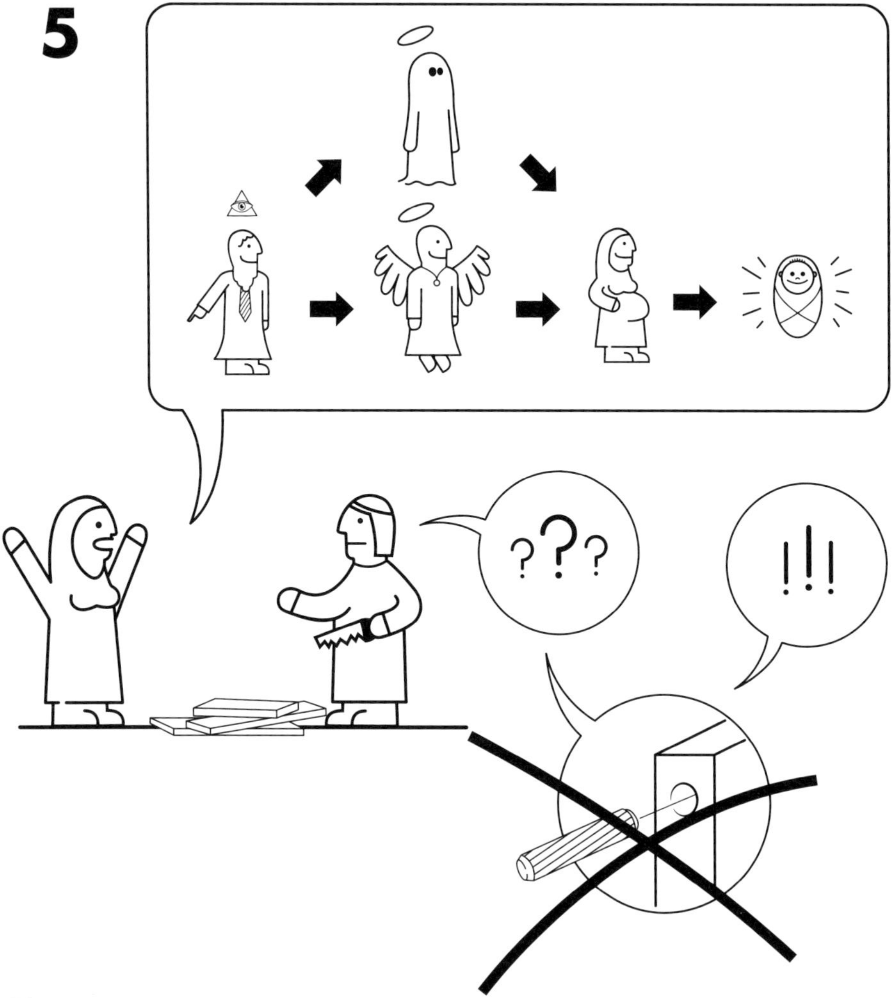

Zimmermann **JÖSEP** baut gerade den Tisch **OBNDMÅL** für 12 Personen zusammen, als **MÅRIÅN** ihm alles beichtet. Er ist sauer und will sie vermöbeln, denn er vermutet einen heimlichen **GSPUSY**, schließlich hatten sie noch nie miteinander **POPPSKE** gemacht.

Als er jedoch von **VADDÄS** großem Plan **ERLÖSA** erfährt, akzeptiert er seine **SIKSÅL** als **PAPSKEN** und hält treu zu ihr. Er schenkt ihr zur Versöhnung ein selbst gewebtes **HÜLL**.

6

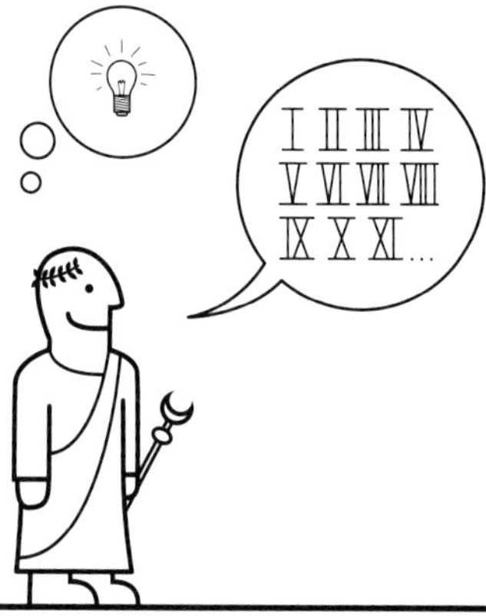

7

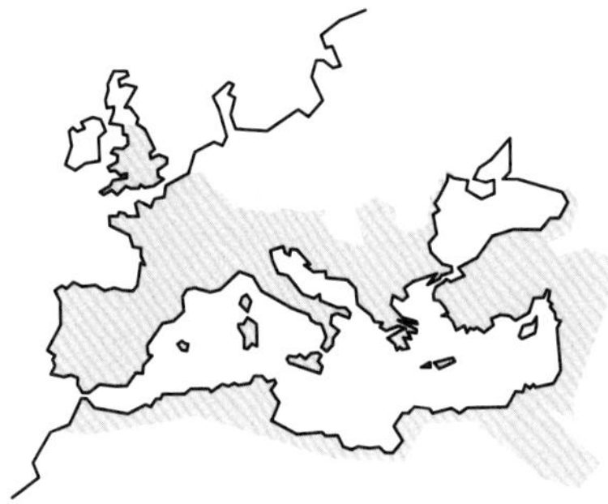

8

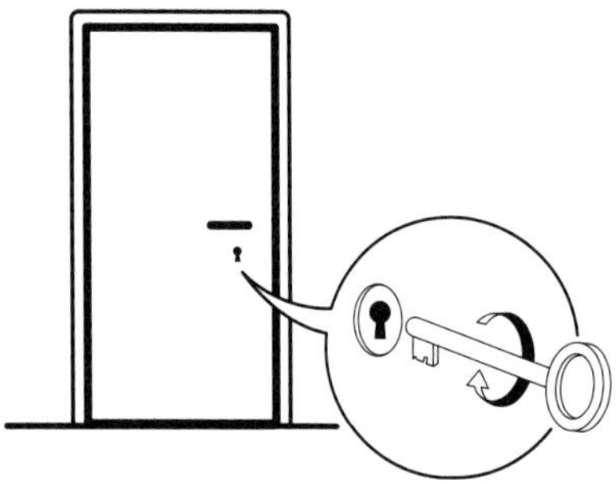

9

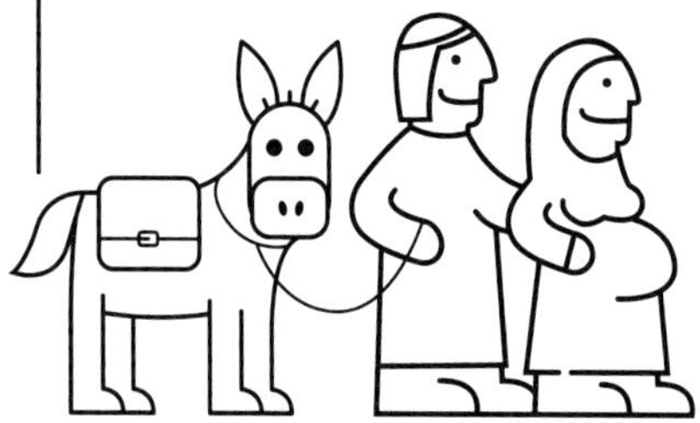

Weil der römische Imperator **KAISÅRGUSTO** für das ganze Reich die allererste **LEUDELEUDE** der Geschichte anordnet, muss auch **JÖSEP**, der schon lange in **NATSÖRETT** lebt, zurück in seine Heimatstadt **BETLAHOLM**, um sich erfassen zu lassen.

Die schwangere **MÅRIÅN** begleitet ihn, genauso wie ihr störrischer **HONK**, vollbeladen mit etlichen Packungen **KACKFUL** – einer neuartigen Windel aus besonders saugfähigen **RITZERATZERÄSTE**.

10

165 km
803 m
-287 m
6 Tage
35 °
4 L/Tag

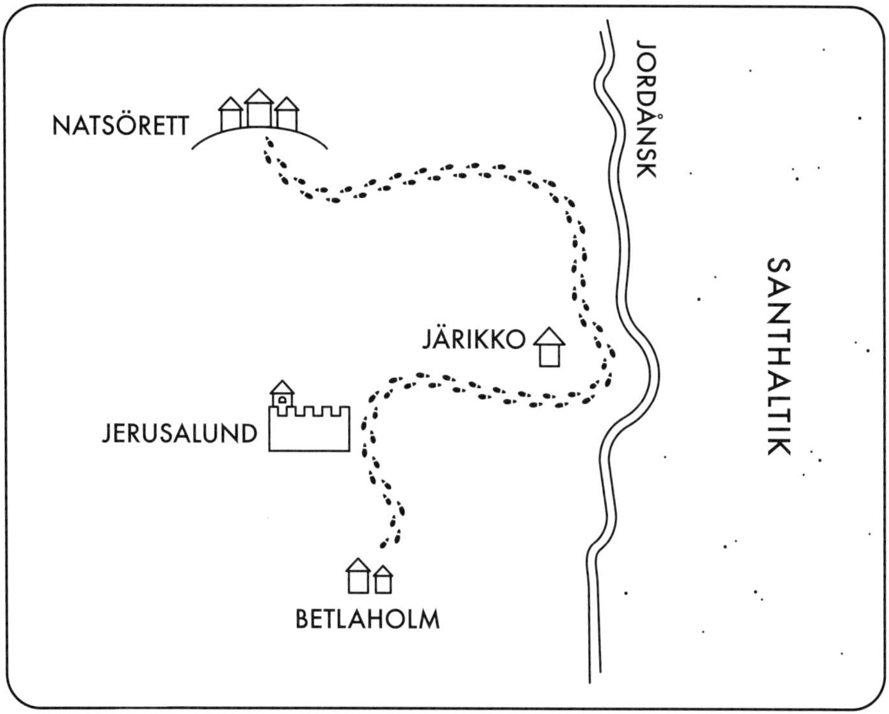
NATSÖRETT
JORDÅNSK
SANTHALTIK
JÄRIKKO
JERUSALUND
BETLAHOLM

Das verliebte **INNIG** macht sich zu Fuß in ausgelatschten **STINKESTOK** auf den langen und beschwerlichen **TRAMPLA**.

Im Jordantal wird der angehende Vater **JÖSEP** von **MÅRIÅN** trotz heftigem **KEENBOKK** genötigt, an einem sechsstündigen **WEHEWEHE** teilzunehmen. Schließlich erreichen die beiden **BLESSING** das Ziel. **BÖRNAUT** kauft ihr aus Dankbarkeit ein **PUMPALA**.

11

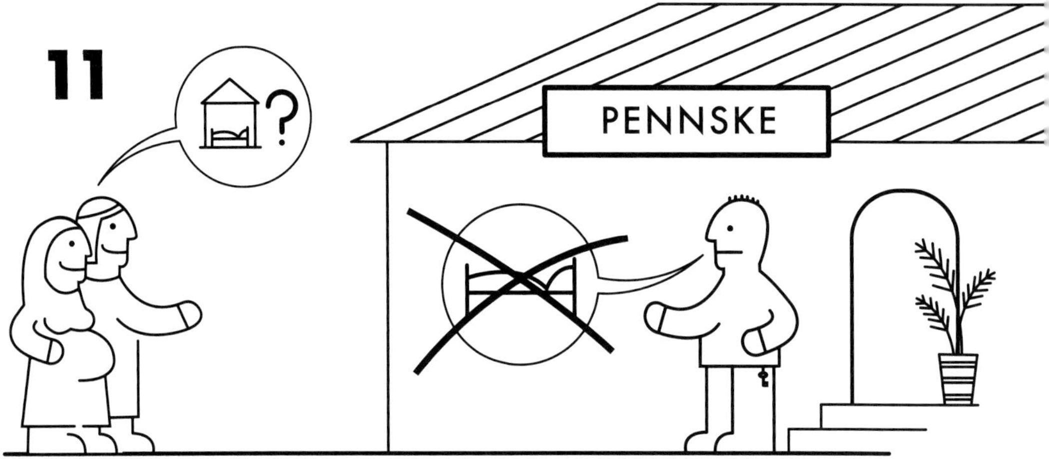

12

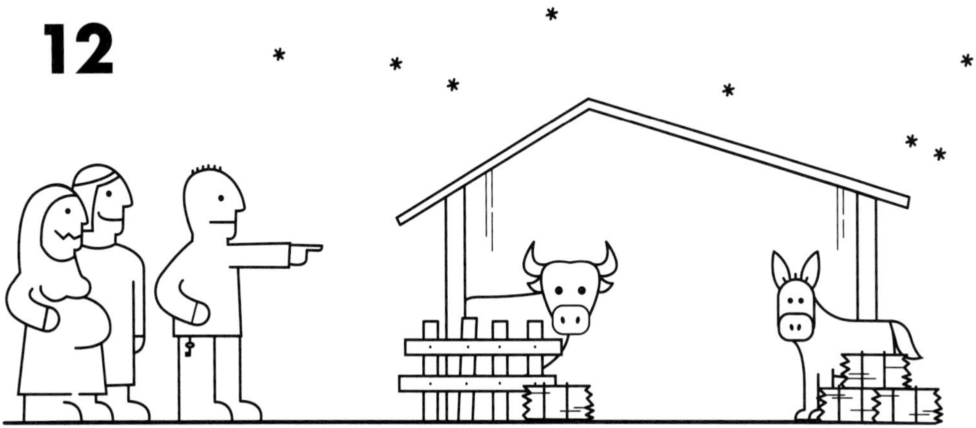

Die Suche nach einem **BETTLEHEM & BREAKFASTLEHEM** beginnt. Doch die Stadt ist voll und es ist kein **PENNSKE** mehr frei. Jedes einzelne **KNACKEN** ist belegt.

Die erste **JAPSJAPS** setzt ein – jetzt muss es schnell gehen. Da bietet ihnen **HERR BÖRGE** als Notunterkunft sein **KVARTIER** mit nur einem Stern an. Das Paar legt sich dankbar direkt neben **KASTRATVIK** ins Stroh.

13

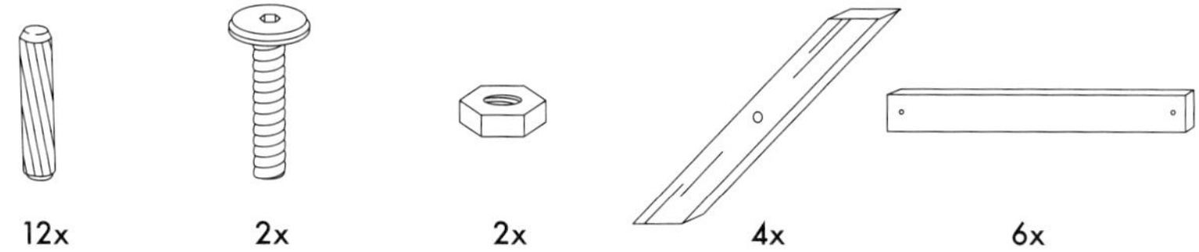

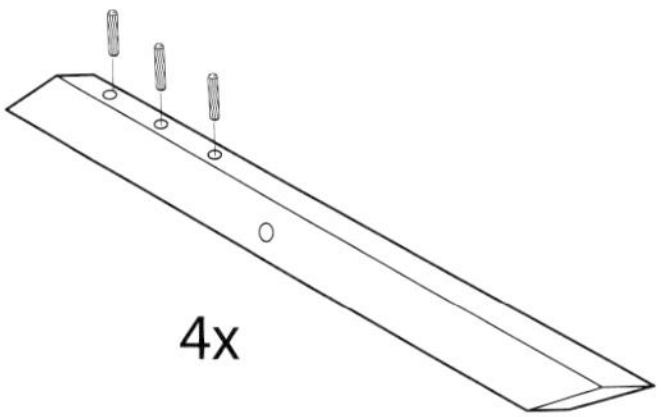

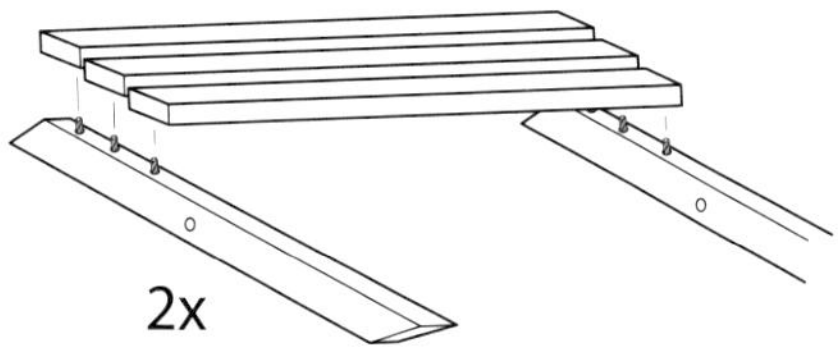

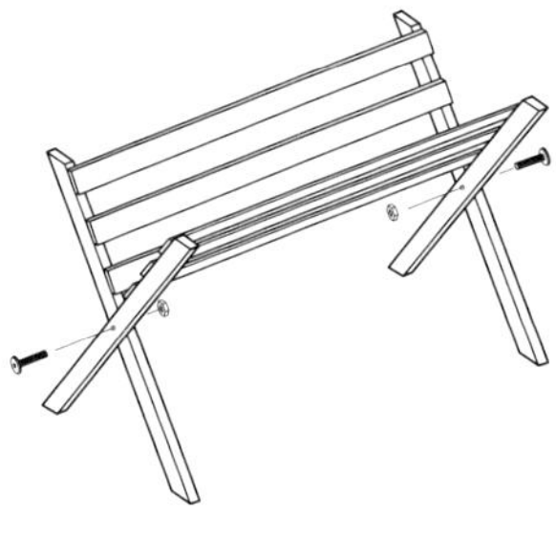

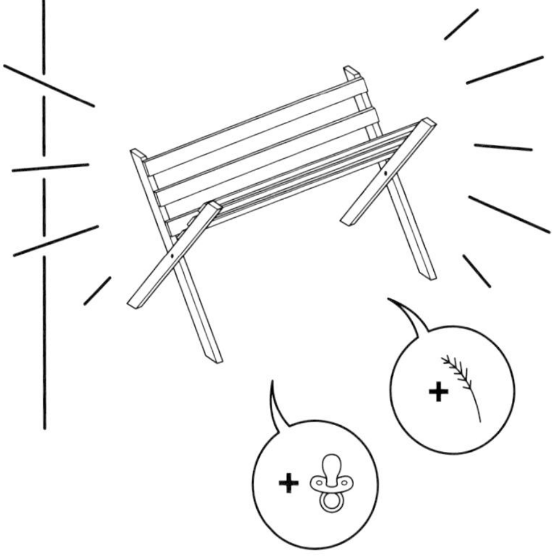

Es eilt – aber **JÖSEP** weiß ja, wie es geht. Und so baut er im Handumdrehen eine **KRIBBALA** zusammen und kleidet innen alles mit **KNISTAKNASTA** aus. Er gibt sein Bestes für das himmlische **BÄBIBÖRN**.

Nachts hat er sogar noch geschnitzt: einen **SNULLÄ** aus Olivenholz, besonders **ÖKLIG** und selbstverständlich rückstandslos **KOMPÖTSA**.

14

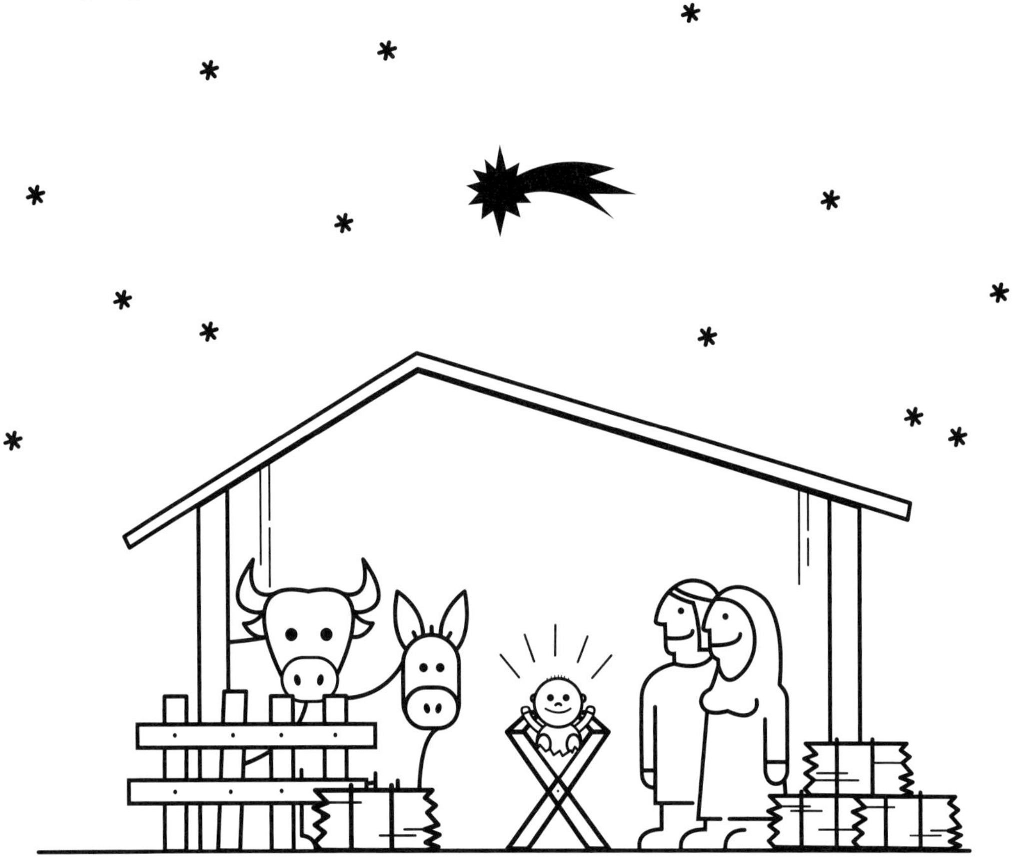

LUJASOGI – das Kind ist da.
Die **MISSION** kann beginnen.

15

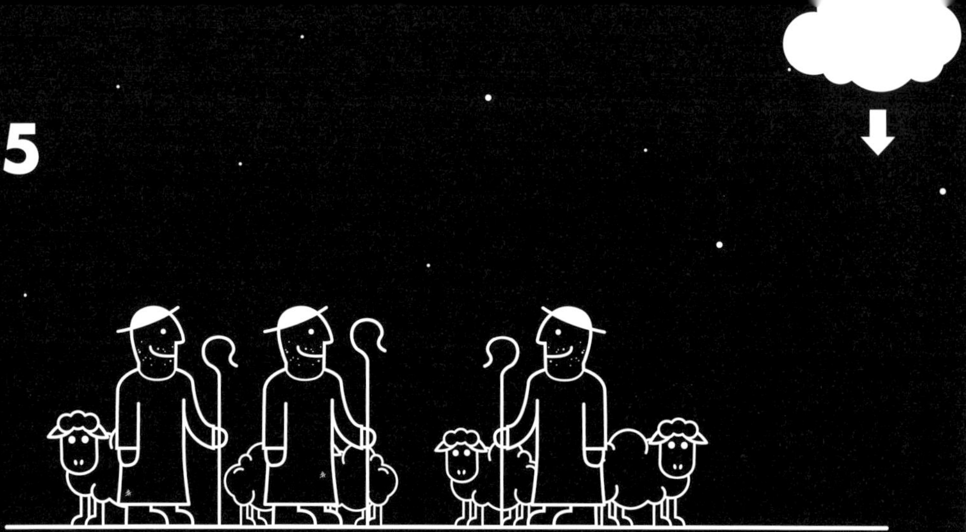

16

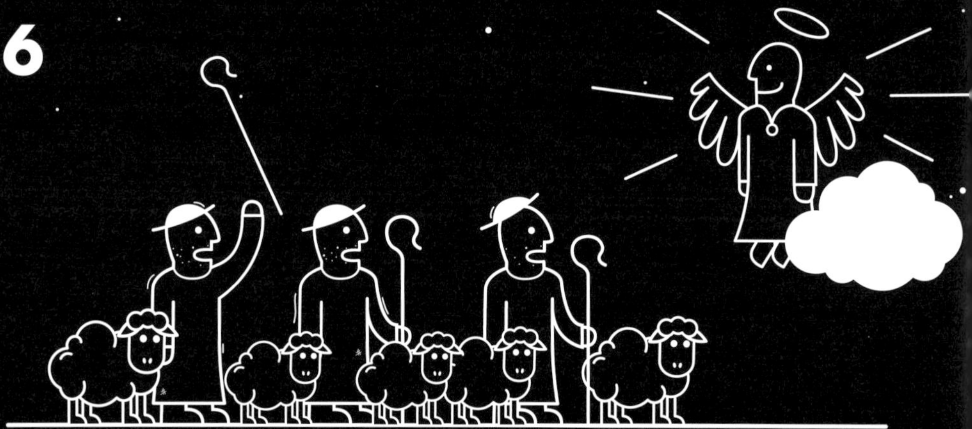

Es sind **MÄÄHNKEN** nachts auf dem **STOPPEL** vor der Stadt, die ihre **WOLLING** hüten. Naja, nicht alle: **KÖTTELBULLAR** muss die ganze Kacke im **FÜLL** entsorgen, **MÄÄHRTIN** schert schon seit Stunden seine tierischen Freunde und **WOLLVIK** denkt immer nur an das Eine.

Plötzlich erscheint in einem hellen gleißenden **FUNKEL** Engel Force One **GABRYÖL** – und alle bekommen große **BIBBÅBIBBÅ**.

17

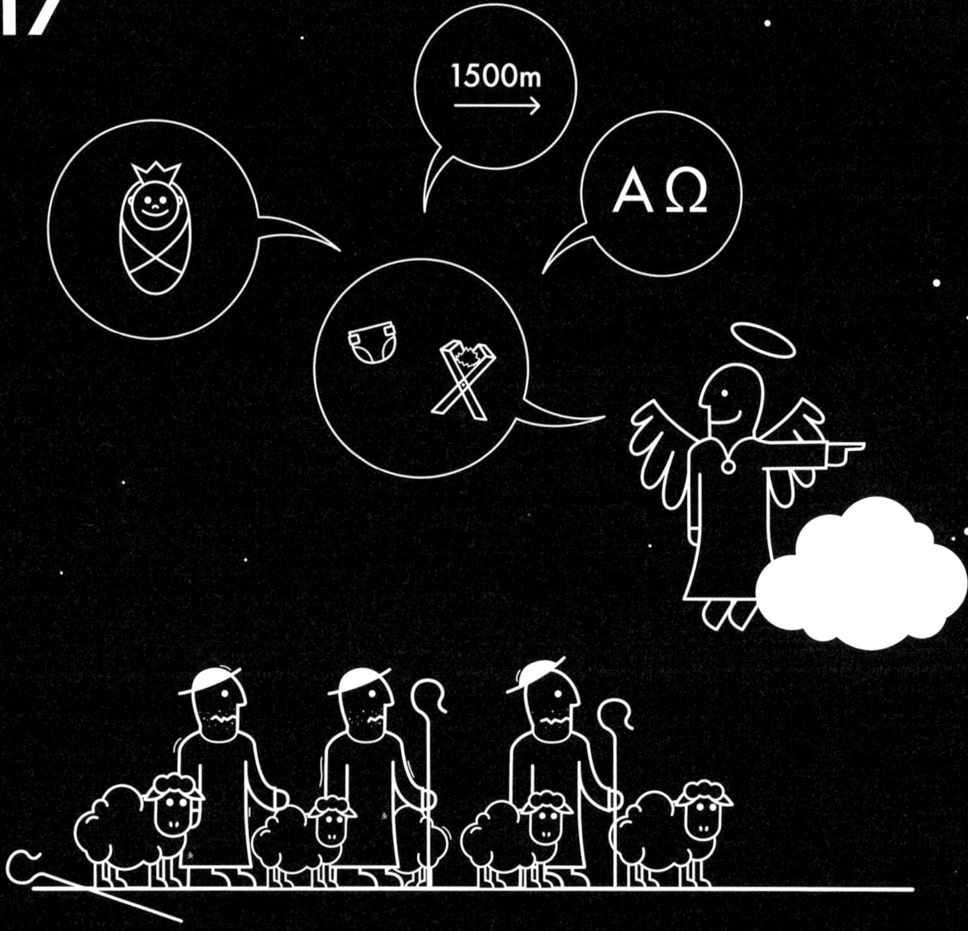

Der übermüdete **MODERATÖR** überbringt flüsternd die Nachricht: „Hallo erstmal, ihr **TRÖDELIK**. Fürchtet euch nicht, denn für euch ist heute der **HOILÅND** geboren. Ich verkündige euch große **RÖMTÖMTÖM**, die weltweit allen **HEIDÅN** widerfahren wird. Ihr findet den **KNÖRPS** in geruchsneutrale **KACKFUL** gewickelt und in einer stabilen **KRIBBALA** aus Zedernholz mit dreimonatiger Umtauschgarantie liegen."

18

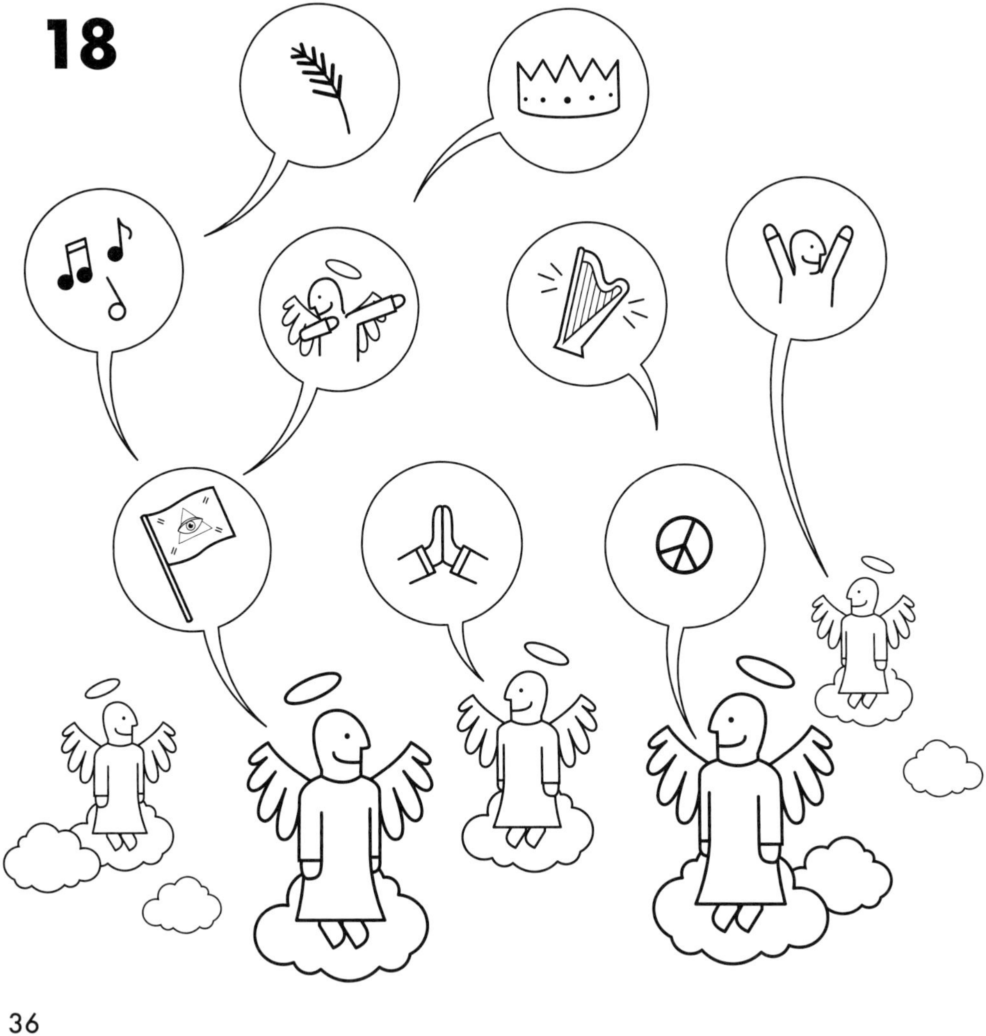

Da erscheint auf einer **KLAUT** der geflügelte flatternde **FLÄSCHMOB**, die jubeln Gott **VADDÄ** in der Höhe auf seinem **HEILGASTOOL** zu, singen, überschütten ihn mit **HULDIGEN** und wünschen allen **KREÅTUR** viel Friede, Freude, Eierkuchen und reichlich **SEGÖN**. Dann flitzen sie wieder ab – zurück zu ihrer luftigen Arbeitsstätte **FIRMAMENT.**

19

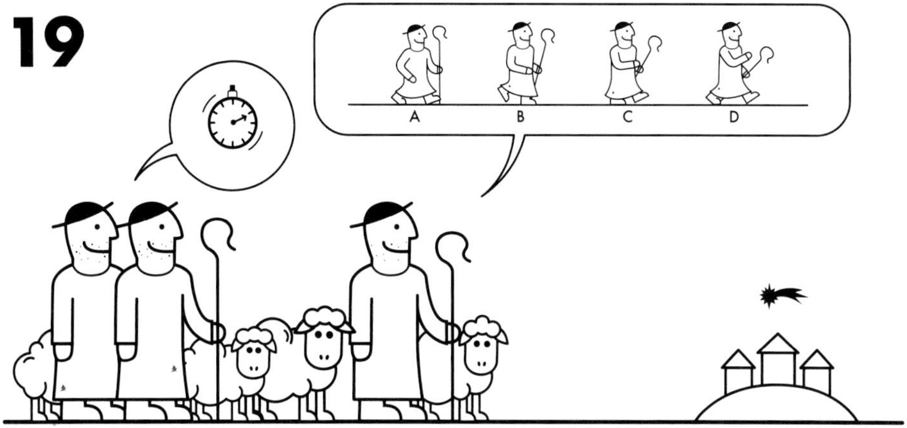

20

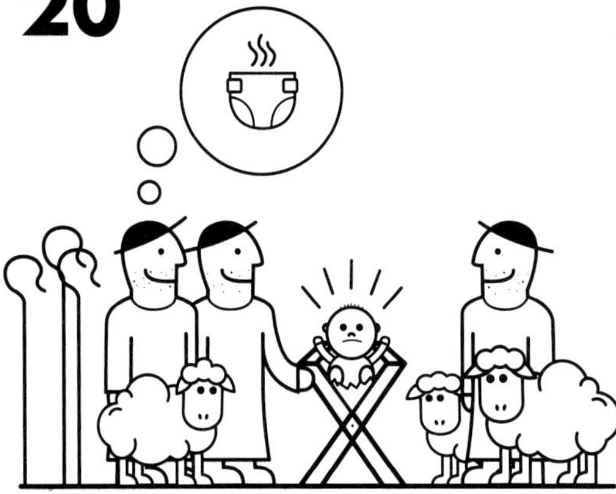

21

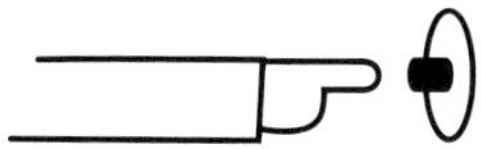

100x

Die neugierigen **MÄÄHNKEN** möchten jetzt das ganze **LAABALAABA** überprüfen und laufen mit ihren krummen **NORDIKWÅKING** los. Sie haben große **NOIGYR** und finden alles wie angekündigt vor. Das schreiende **QWENGLA** hat eine vollgesaugte **KACKFUL**, gleich darauf keine **NÄCKTEN** mehr an und wird auf einer **KOMOD** gewickelt.

Auf ihrem dreistündigen **RETUR** klopfen die **MÄÄHNKEN** an jede **KLINKEN** und erzählen vom göttlichen **FRÅTZ**, dem Wunder der Geburt von **JESSOS**.

22

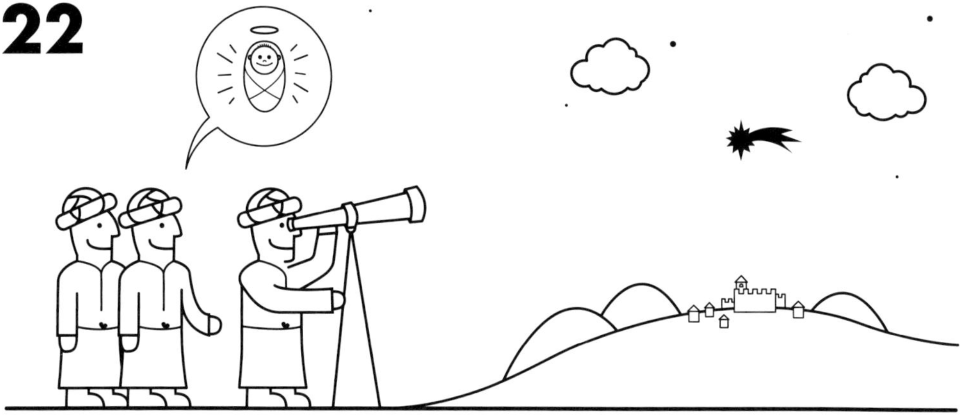

23

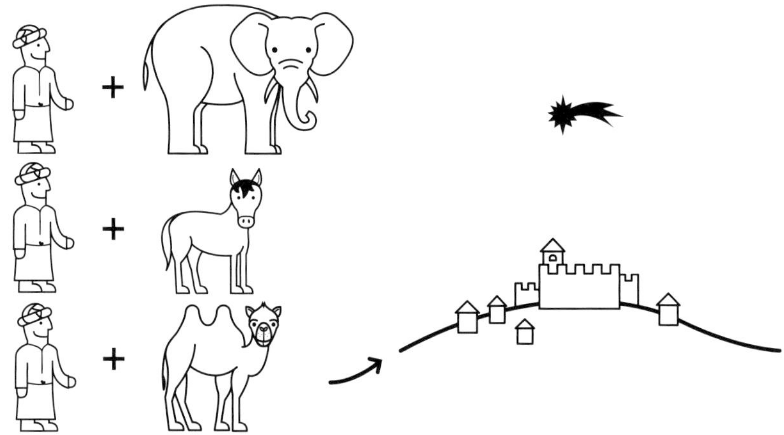

Einige Zeit später.

Im **HELLVETSIA** erscheint ein ganz besonderer **FUNKÅLA** am Himmel. Drei weise befreundete **SLAUBERGA** sitzen zusammen beim **SMÅTSN** und erkennen über sich das langersehnte **WINK**, dass Gottes **MESSIASK** geboren ist. Sie beschließen, sich auf den Weg zu machen und dem besonderen Licht zu folgen.

KVASPAR aus Afrika besteigt seinen **RÜSSLIG**, der Europäer **MELCHIÖR** sattelt sein **GALOPPLA** und der Asiate **BILLYTASAR** setzt sich auf sein schwankendes **HÖCKAR**. Los geht die Reise.

24

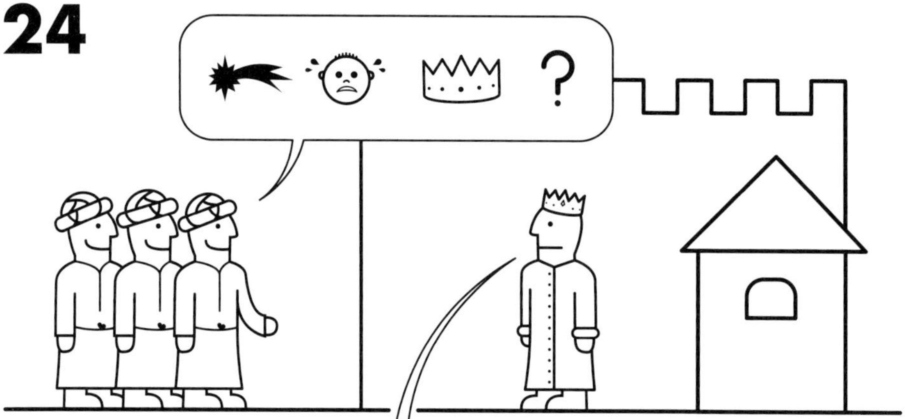

25

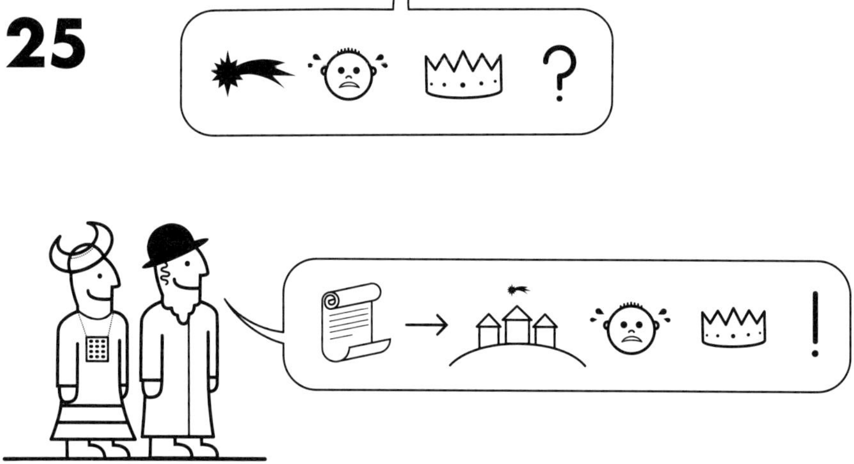

Mit großer **GROGGY** kommen die drei in **JERUSALUND** am Palast von König **HÄRODES** an und fragen nach dem neugeborenen **KINGKÖNG**. Da erschrickt **HÄRODES**, wird sauer und wütend, denn er will keinen anderen **KÖNKORENT** neben sich: **JÖTSHAMADÅSALAD**!

Der König erkundigt sich umgehend bei den **BETMÄN** und den **RABBINÅR** – und diese müssen nicht lange suchen: In alten **PAPÜROS** steht, dass die Geburt des **MESSIASK** nur wenige Kilometer entfernt in **BETLAHOLM** ist.

26

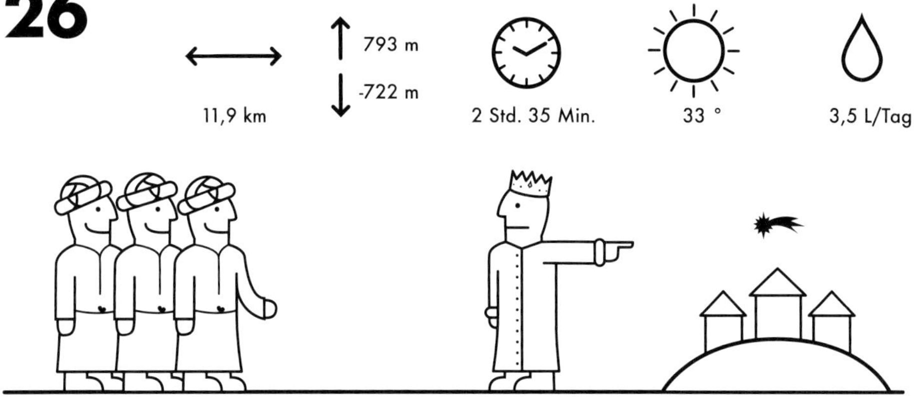

27

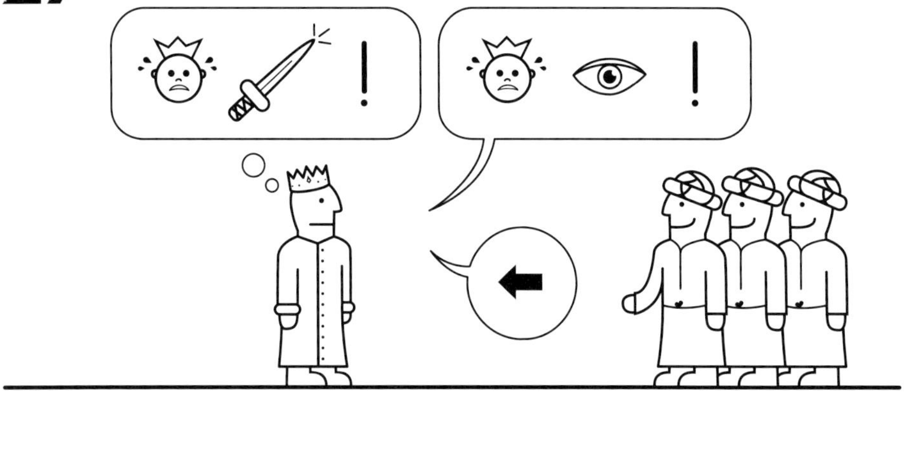

HÄRODES erklärt den **SLAUBERGA** die Strecke zum **GEBORTÖRT** und bittet sie, auf ihrem **HOIM** unbedingt wieder bei ihm vorbei zu kommen. Sie sollen berichten, wo genau sie den **RETTÖR** gefunden haben. Er möchte sie zum **PETZE** bewegen. Aber das ist ein **MOGEL** – denn er will nämlich heimlich für die **MURKS** des neugeborenen göttlichen **MESSIASK** sorgen.

Die drei Weisen trinken einen **SLÖKK** und schlappen dann in ihren staubigen **VLIPVLOP** los.

28

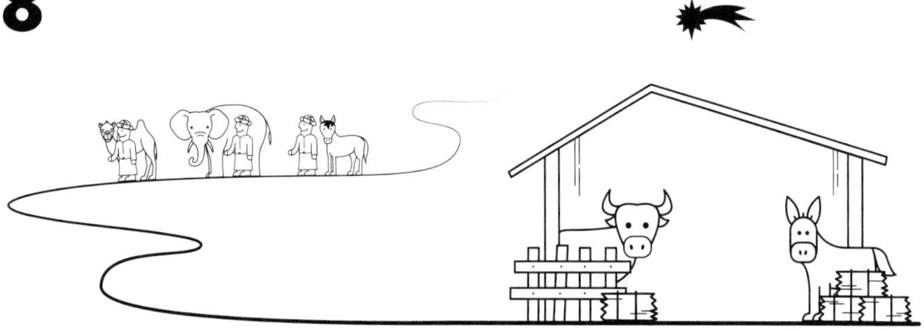

29

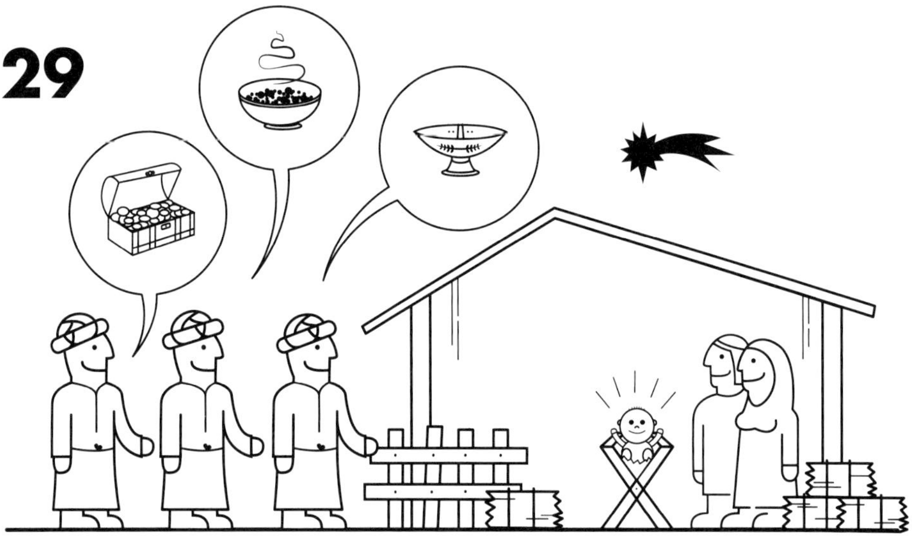

Unsere **KUMPAL** sind auf einem **ELENDAKAKKWEG** direkt zum besagten Dorf **BETLAHOLM** unterwegs. Plötzlich bleibt der **FUNKÅLA** direkt über dem **KVARTIER** stehen.

Sie erblicken die **KRIBBALA** und erkennen im Kind **PROKURA**, fallen ehrfürchtig auf ihre **PATELLÅ** und überreichen dem neugeborenen **KÖNG** der Welt die am Vortag bei **LAMAZON** bestellten Geschenke: **GOLDBULLAR, SMOKSE** und **GLIMMSE**.

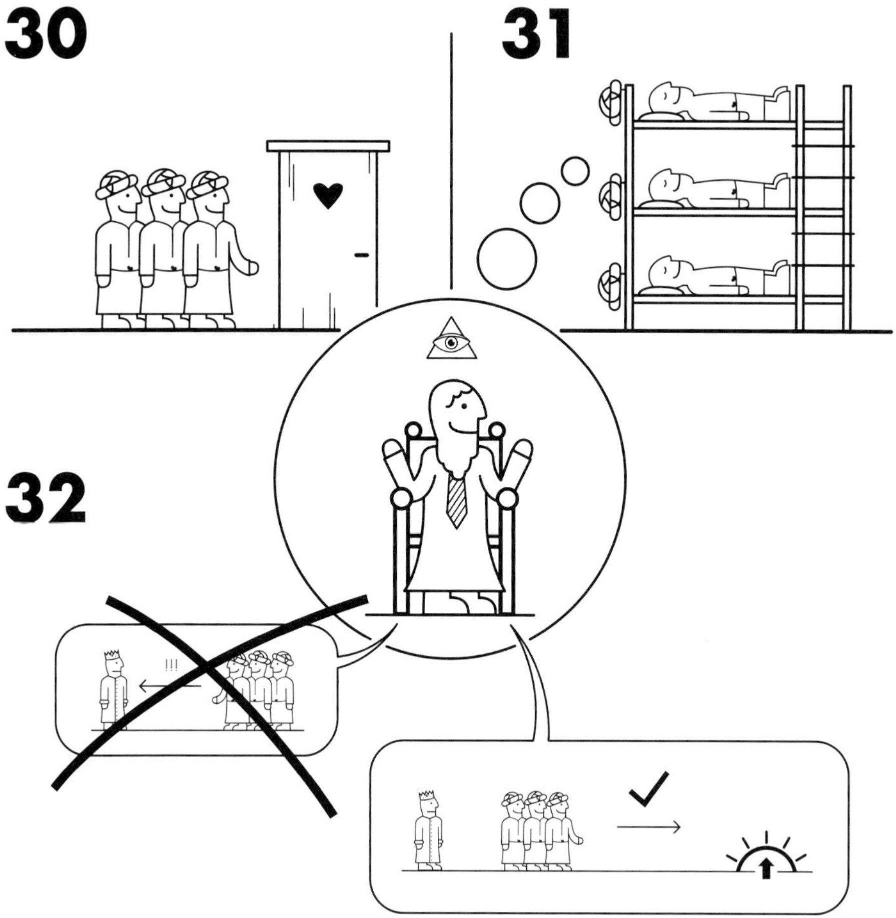
30
31
32
!!!

Nach der ganzen **KVÅL** gehen die drei auf **PINKÅLA**, legen danach ihre **KNULLEN** ab und schlafen ein. Gott **VADDÄ** gibt ihnen im Traum **ORDER**, nicht wieder zum **KINNATÖTA** zurückzukehren, damit dieser nicht erfährt, wo genau das besondere **BÄBIBÖRN** zu finden ist.

So laufen sie nach dem **VISITÄ** auf einem ganz anderen **ÖMLEITONG** schnurstracks nach Hause und machen **GROSTRÅRÅ** weltweit als allererste **MISSIONKE** bekannt.

Ende

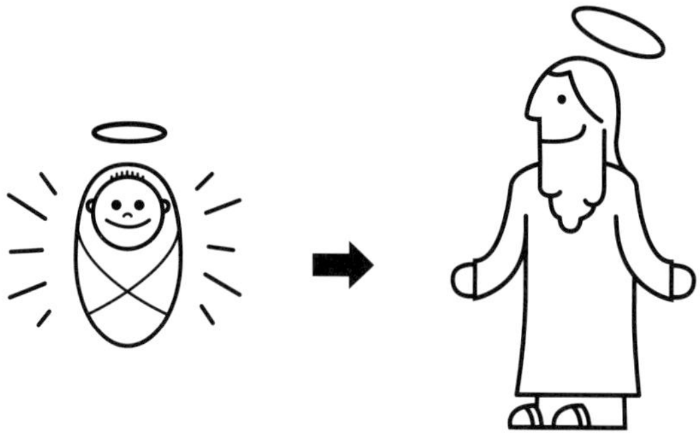

Ende? Nein, Anfang!

Gott **ÅBBÅ** hat mit seinem **TRONVOLGÄ** später einmal Großes vor. Wer an ihn glaubt empfängt **SELIK** und erhält als Geschenk **ÅLALALONG**. Man wird noch viel von **JESSOS** sehen, hören und lesen.

A

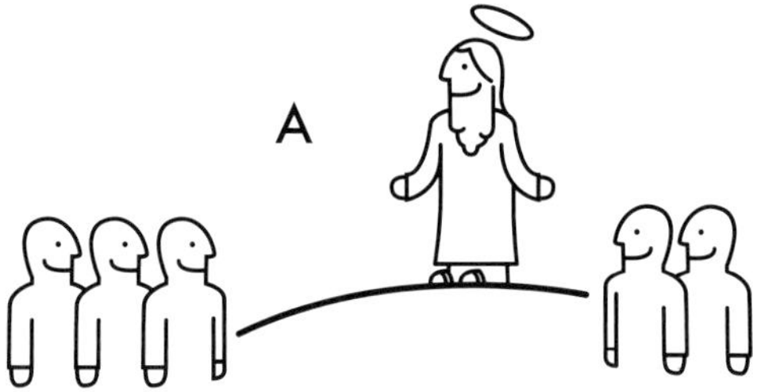

B

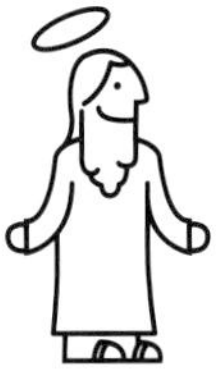

= AΩ

C

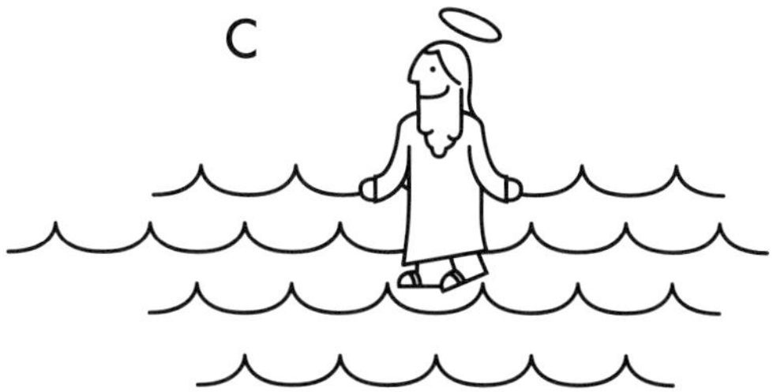

D

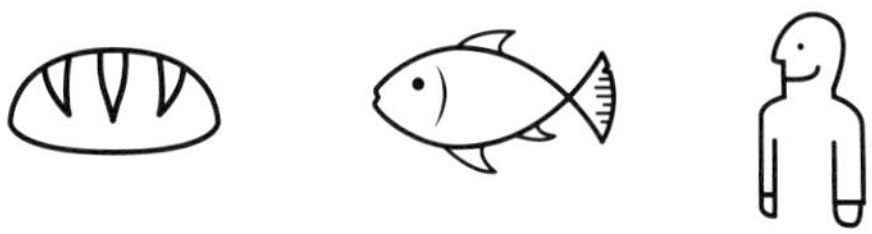

5x 2x 5000

E

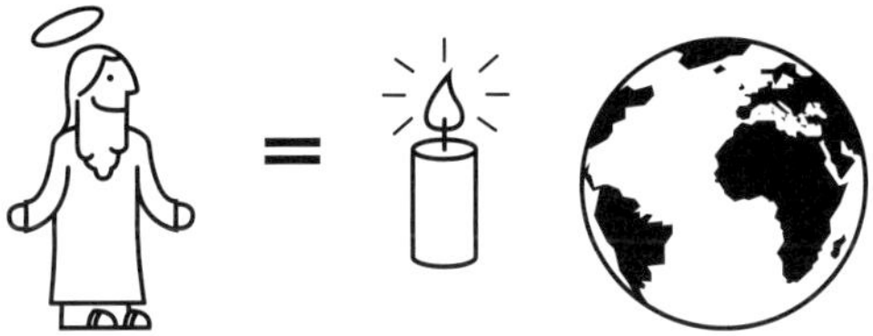

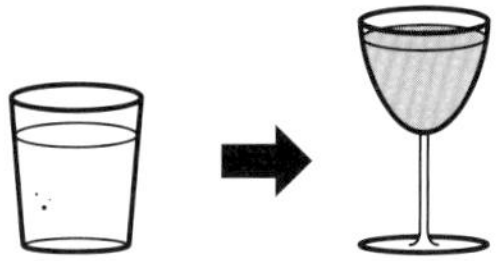

F

G

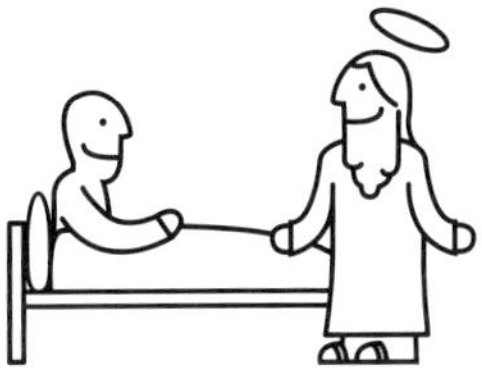

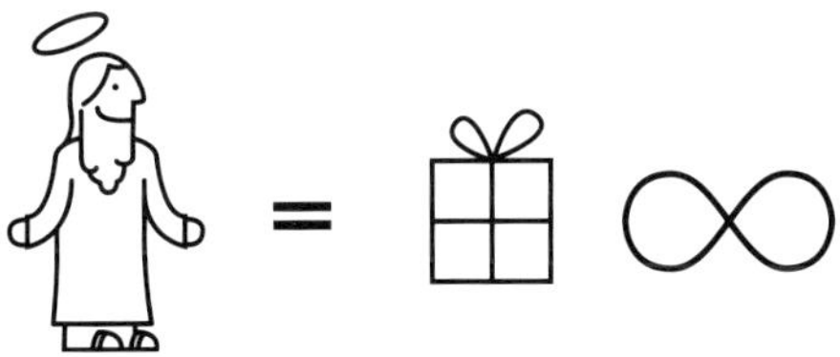

H

HURTIG. Hol dir schnell die kostenlose **KRUTSIFIX**. In der großen Christea-Family wird jedes Jahr am Tag der Geburt **KRISSMÖSS** gefeiert. Und wir eröffnen weltweit immer mehr **KIRCHEA**-Filialen – auch in deiner Nähe. Profitiere auf ewig vom besten Angebot: **KRISSTOM**.

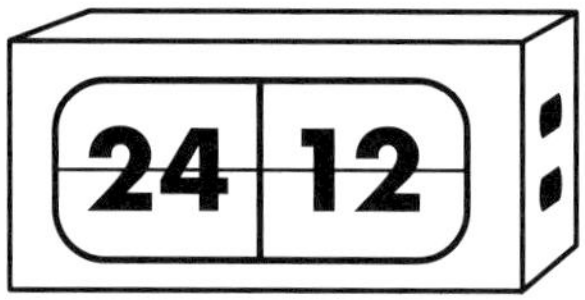

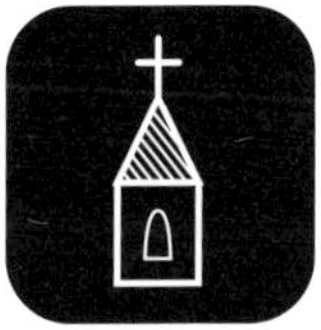

KOSTENLOSER
RELIWECHSEL

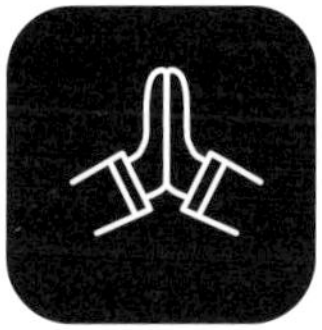

DIREKTKONTAKT
NACH OBEN

INFOS AUS
ERSTER HAND

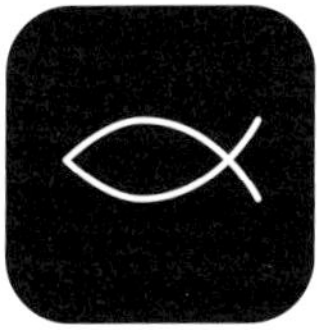

2,3 MILLIARDEN
MITGLIEDER

VERGEBUNG
DER SÜNDEN

EWIGES
LEBEN

WEIHNACHTEN
FEIERN

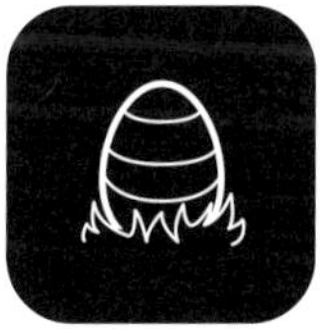

OSTERN
FEIERN

AUFERSTEHUNG
FEIERN

WÖRTERBUCH
Schwedräisch - Deutsch

ÅBBÅ	Vater im Himmel
ÅLALALONG	ewiges Leben
ANDEROMSTÄND	Schwangerschaft
BÄBIBÖRN	Neugeborenes
BETLAHOLM	Bethlehem
BETMÄN	Hohepriester
BETTLEHEM & BREAKFASTLEHEM	Herberge mit einem Stern
BIBBÅBIBBÅ	Angst
BILLYTASAR	Balthasar
BLESSING	Gesegneter, Auserwählter
BÖRNAUT	der Erschöpfte
CHÖFF	Chef, Herrscher
ELENDAKAKKWEG	schmaler, sandiger Pfad
ERLÖSA	Erlöser, Retter
FIRMAMENT	Himmel, Himmelszelt
FLÄSCHMOB	Himmlische Heerscharen
FLATTAMAN	Engel
FRÅTZ	das süße Baby

FÜLL	Jutesack
FUNKÅLA	Stern, Weihnachtsstern
FUNKEL	Licht
GABRYÖL	Erzengel Gabriel
GALOPPLA	Pferd
GEBORTÖRT	Geburtsort
GLIMMSE	Myrrhe
GODSON	Gottes Sohn, Jesus
GOLDBULLAR	Goldstück
GROGGY	Erschöpfung
GROSTRÅRÅ	das Wunder der Geburt
GSPUSY	Seitensprung
HÅLLÄLUYA	Schöne Bescherung
HÄRODES	König Herodes
HEIDÅN	Heiden, Volk, Menschen
HEILGASTOOL	Heiliger Stuhl
HELLVETSIA	Morgenland
HERR BÖRGE	Besitzer einer Herberge
HÖCKAR	Kamel
HOILÅND	Heiland, Heilsbringer
HOIM	Rückweg
HONK	Esel
HÜLL	Trage-, Wickeltuch
HULDIGEN	Lob
HURTIG	Beeilung, Eile
INNIG	Paar

JÄRIKKO	Jericho
JAPSJAPS	Wehe, Geburtswehe
JERUSALUND	Jerusalem
JESSOS	Jesus („Gott rettet“)
JÖSEP	Josef
JÖTSHAMADÅSALAD	Himmelherrgottsakrament-zefixhallelujaleckmicham-arschscheißglumpverreckts
JORDÅNSK	der Fluss Jordan
JUBLAR	Anbetung, anbeten
KACKFUL	Windel
KAISÅRGUSTO	Kaiser Augustus
KASTRATVIK	Ochse
KEENBOKK	Widerstand
KINGKÖNG	König der Könige
KINNATÖTA	Kindertöter, König Herodes
KIRCHEA	Kirche, Kirchengemeinde
KLAUT	Wolke
KLINKEN	Tür
KNACKEN	Bett
KNISTAKNASTA	Stroh
KNÖRPS	das Kindlein, Baby
KNULLEN	Turban
KÖNG	König
KÖNKORENT	Herrscher
KÖTTELBULLAR	Hirte 1

KOMA	Koma
KOMOD	Holzkiste
KOMPÖTSA	kompostierbar, biologisch abbaubar
KREÅTUR	Mensch, Menschen
KRIBBALA	Krippe
KRISSKINGD	Christkind, Jesusbaby
KRISSMÖSS	Weihnachten
KRISSTOM	Christus, Christentum
KRUTSIFIX	Mitgliedschaft
KUMPAL	Freund, Freunde
KVÅL	Anstrengung
KVARTIER	Stall, Tierbehausung
KVASPAR	Kaspar
LAABALAABA	das Gesagte, das Gerede
LAMAZON	Versandhaus
LEUDELEUDE	Volkszählung
LUJASOGI	Gott sei Dank, Halleluja
MÄÄHNKEN	Hirten, Schafhüter
MÄÄHRTIN	Hirte 2
MÅRIÅN	Maria
MELCHIÖR	Melchior
MESSIASK	Messias, Gesalbter
MISSION	Mission
MISSIONKE	Missionar, Missionare
MODERATÖR	Bote Gottes

MOGEL	Trick, Mogelei
MURKS	Ermordung
NÄCKTEN	Klamotten
NATSÖRETT	Nazareth
NORDIKWÅKING	Hirtenstab, Hirtenstäbe
NOIGYR	Neugier
OBNDMÅL	Abendmahl
ÖKLIG	umweltfreundlich, öko
ÖMLEITONG	Heimweg
ONSCHOLDIK	Jungfrau
ORDER	Befehl
PAPSKEN	Ersatzpapa, Stiefvater
PAPÜROS	Schriften, Papyrusrollen
PATELLÅ	Knie
PENNSKE	Hotel
PETZE	Verrat
PINKÅLA	Toilette
POPPSKE	Sex, Geschlechtsverkehr
PROKURA	Vertreter Gottes auf Erden
PUMPALA	Deko-Steinherz
QWENGLA	Schreihals, Quengelchen
RABBINÅR	Schriftgelehrter
RÅTZFÅTZ	Heiliger Geist
RETTÖR	Retter der Welt
RETUR	Nachhauseweg
RITZERATZERÄSTE	Sägespäne

RÖMTÖMTÖM	Freude
RÜSSLIG	Elefant
SANTHALTIK	Wüste
SEGÖN	Segen
SELIK	Seligkeit, Erlösung, Heil
SIKSÅL	Bestimmung, Schicksal
SKYFÅLL	Sturzflug
SLAUBERGA	Weiser, Sterndeuter
SLÖKK	Schluck Wasser
SMATSN	Essen
SMOKSE	Weihrauch
SNULLÄ	Schnuller
STINKESTOK	Sandalen aus Birkenrinde
STOPPEL	Feld
STROKRIBB	Krippe mit Stroh
TRAMPLA	Fußmarsch
TRÖDELIK	Schlafmütze, Schlafmützen
TRONVOLGÄ	Thronfolger
VADDÄ	Gott, Vater
VISITÄ	Besuch
VIZÄ	Stellvertreter
VLIPVLOP	Zehentanga
WEHEWEHE	Geburtsvorbereitungskurs
WINK	Zeichen
WOLLLING	Schaf, Schafe
WOLLVIK	Hirte 3

IMPRESSUM

Emil-Hoffmann-Straße 1
D-50996 Köln

Autor: Hartmut Ronge
Illustrationen: Jan Anderson

Gesamtherstellung: Naumann & Göbel Verlagsgesellschaft mbH, Köln

www.naumann-goebel.de